AF317251

DE LA FOLIE

DANS SA SOURCE,

SES FORMES, SES DÉVELOPPEMENS.

Par ERNEST MARTINI,

MEMBRE-CORRESPONDANT DE LA SOCIÉTÉ DE MÉDECINE DE BERLIN.

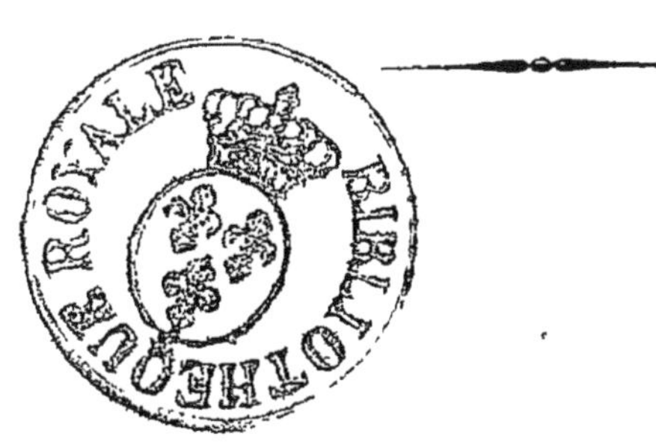

A PARIS,

IMPRIMERIE DE MIGNERET, RUE DU DRAGON, N.º 20.

1824.

A L'ILLUSTRE

FACULTÉ DE MÉDECINE

DE TUBINGUE.

—

A MONSIEUR P. A. BÉCLARD,

PROFESSEUR D'ANATOMIE ET DE PHYSIOLOGIE A LA FACULTÉ DE MÉDECINE DE PARIS; PRÉSIDENT DES JURIS MÉDICAUX DES DÉPARTEMENS; SECRÉTAIRE DE LA COMMISSION SANITAIRE CENTRALE, etc., etc.

A MONSIEUR C. S. KUNTH,

PROFESSEUR ROYAL DE L'UNIVERSITÉ DE BERLIN, MEMBRE-CORRESPONDANT DE L'ACADÉMIE DES SCIENCES DE PARIS, etc., etc.

Comme un faible témoignage de respect et de reconnaissance.

DE LA PART DE L'AUTEUR.

DE LA FOLIE

CONSIDÉRÉE

DANS SA SOURCE, SES FORMES, SES DÉVELOPPEMENS.

1.° *Description de la Folie.* — La folie considérée, non sous le rapport des lésions organiques qui en sont la cause, mais sous celui de ses phénomènes moraux, et dans le sens du législateur, est un état où l'homme, incapable de rectifier ses illusions et ses erreurs, suit son instinct déréglé et agit irrésistiblement. Cet état envisagé sous le point de vue de la nosologie, peut être défini à son tour, une affection du cerveau, produite par une irritation inflammatoire spéciale, toujours caractérisée par des accès de délire plus ou moins rapprochés, et très-souvent accompagnée, soit d'un état d'agitation et de fureur périodique, soit d'un sentiment de pusillanimité et de tristesse concentrée.

La folie se montre sous deux formes distinctives : tantôt elle consiste dans un délire général provenant d'un bouleversement presque complet des fonctions cérébrales, folie générale, manie proprement dite ; tantôt elle est caractérisée par un délire partiel qui ne roule que sur une idée fixe, et qui laisse au malade la faculté de raisonner, souvent avec beaucoup de justesse, sur tout ce qui est étranger à son idée dominante, folie partielle, monomanie. Toutefois, quelque manifeste que soit cette différence du délire dans un grand nombre de cas, elle est loin de pouvoir servir de principe de classification, puisqu'il n'est point rare de voir la monomanie se montrer sous les formes de la manie; et, d'un autre côté, la manie revêtir le caractère de la monomanie.

Une autre distinction, à la fois plus rationnelle et plus importante sous le rapport du traitement, est la division de la folie en idiopathique et en sympathique. Dans la première, le foyer d'irritation réside primitivement dans le cerveau ; dans la seconde, il s'y établit d'une manière secondaire et à la suite de quelque autre affection du corps.

Dans la manie, comme dans la monomanie, l'invasion est tantôt brusque, et tantôt précédée de signes équivoques. Quand l'invasion est brusque et qu'elle est portée jusqu'à la fureur, le malade, de calme qu'il était, est tout-à-coup vivement agité; son visage s'enflamme, ses yeux deviennent égarés et étincelans, son regard est farouche; il pousse des cris et des vociférations sans aucune cause manifeste; il met en lambeaux ses habits, et se livre à tous les excès d'une fureur aveugle, si l'on ne parvient à terminer cette scène effrayante par une étroite reclusion. Lorsqu'au contraire des signes équivoques précèdent l'invasion, ce qui arrive le plus fréquemment, le développement de la folie se fait graduellement, et souvent même d'une manière insidieuse. Des alternatives d'une gaîté folâtre et d'un air rêveur et taciturne, des idées extravagantes ou des craintes chimériques, une agitation continuelle ou un état comateux, des maux de nerfs, des irrégularités et des bizarreries de plus d'une espèce, tiennent le malade dans un état incertain pendant plusieurs jours, plusieurs mois, et quelquefois pendant des années entières, et ce n'est que par un progrès en quelque sorte insensible que la maladie arrive à ce degré où il ne manque plus qu'une émotion vive, qu'une secousse morale forte, pour déterminer l'explosion du délire.

Le symptôme propre et essentiel à la folie, celui qui commence et finit avec elle, est le délire. Ce symptôme, dont le caractère varie suivant la cause de la folie et la constitution individuelle du malade, se manifeste par accès, et ces accès sont interrompus par des rémissions tantôt courtes, tantôt longues. Lorsque les rémissions sont courtes et les accès rapprochés, la folie est appelée continue. Lorsqu'au contraire les paroxysmes du délire sont peu rapprochés, et que les intervalles qui les séparent sont caractérisés par une lucidité complète, une intégrité de toutes les opérations mentales, la folie est nommée intermittente ou périodique.

Le délire est accompagné toujours ou presque

toujours de plusieurs autres symptômes dont les plus essentiels et les plus constans sont l'insomnie, des maux de tête, des congestions cérébrales, des changemens dans l'expression et les traits de la face, des lésions plus ou moins prononcées dans les fonctions des sens extérieurs, nommément de la vue et de l'ouïe.

Les symptômes moins constans, et par cela même moins essentiels de la folie, consistent dans une constipation opiniâtre, un appétit vorace ou un dégoût marqué pour les alimens, une chaleur excessive dans tout le corps, des alternatives de stupeur et d'excitation nerveuse, un accroissement ou une débilité extrême des forces musculaires, un babil intarissable ou une taciturnité sombre, une énergie plus grande ou une oblitération presque totale des facultés intellectuelles, la diminution de l'embonpoint et la suppression des règles chez les femmes. Il est même des cas où les accès de fureur se compliquent, soit avec une impulsion homicide, soit avec un penchant irrésistible au suicide. Cependant, s'il est des aliénés où la plupart de ces symptômes se trouvent réunis, il en est d'autres aussi chez lesquels tous les désordres se réduisent à de simples accès de délire.

La folie se termine par la guérison ou par un état de démence et de paralysie incurable; quelquefois aussi elle reste stationnaire jusqu'à ce que le malade succombe, soit à un coup d'apoplexie ou à un état de marasme, soit à quelque autre maladie accidentelle grave.

La guérison, comme le développement de la folie, s'opère tantôt subitement, tantôt lentement; elle est annoncée par la diminution progressive des accès de délire, par le réveil de l'amour de l'ordre et du travail, et surtout par le retour à l'attachement et à l'affection pour les personnes chéries du malade avant son égarement. Elle a lieu quelquefois spontanément, et M. Esquirol rapporte plusieurs exemples qui mettent en évidence ce mode de guérison; mais il faut avouer qu'il est bien rare de voir une manie déclarée se guérir ainsi d'elle-même, et l'on ne saurait trop insister sur la nécessité de réclamer les secours de l'art dès le principe de la maladie, puisque l'expérience de tous les temps a fait voir que ces secours sont d'autant plus efficaces que l'aliénation mentale est plus récente. Il est vrai cependant que des moyens curatifs très-légers suffisent quelquefois pour dissiper les symptômes de cette maladie. Assez souvent on obtient cet heureux résultat par une simple saignée, une seule application de sangsues, et il existe même des exemples où une affection morale subite comme par exemple, l'accomplissement inattendu d'un espoir long-temps nourri, a produit une guérison instantanée; mais, dans la plupart des cas, les choses ne se passent point ainsi, et ce n'est pas trop de toute la puissance de l'art pour rendre au malade la raison et la dignité de son être.

La guérison de la folie, comme celle de toutes les autres maladies, dépend encore de l'âge et de la constitution générale du malade, de la nature particulière et de la durée de la cause déterminante, de la fréquence et de l'intensité des symptômes, et surtout de l'altération des organes affectés, soit primitivement, soit secondairement.

Les circonstances qui rendent la guérison difficile, et souvent même impossible, sont une disposition héréditaire ou un état invétéré de la folie, une constitution faible et délicate, la permanence des causes, la complication d'une autre affection grave, surtout de l'épilepsie et de la paralysie. Une constitution vigoureuse, un âge peu avancé, une cause sympathique passagère comme par exemple, l'état de grossesse, les couches, la suppression brusque d'un cxutoire ou d'une évacuation périodique; l'absence de toute complication et de toute disposition héréditaire, un traitement prompt et sagement dirigé, sont, au contraire, les conditions les plus favorables à une guérison sûre et radicale.

Nature et siège de la folie. — La folie, comme toutes les maladies, peut être considérée sous trois aspects : l'altération des organes affectés ou la maladie proprement dite, les lésions des fonctions ou les symptômes, et enfin la cause de la maladie. La première série comprend l'irritation inflammatoire du cerveau ; la seconde renferme le délire, les changemens dans l'expression et les traits de la

face, etc. ; et la troisième, la disposition héréditaire, ainsi que toute autre influence propre à déterminer l'aliénation mentale.

Existe-t-il des données positives qui puissent
nous autoriser à regarder la folie comme étant
l'effet d'une irritation inflammatoire du cerveau ?
Pour résoudre cette question, il est nécessaire de
remonter à la source des phénomènes du corps
animal en général, et de prouver, autant que
l'état actuel de nos connaissances le permet, que
tous ces phénomènes, quelque variés qu'ils soient,
ne sont autre chose que des effets de la combinaison
et de la forme des parties élémentaires de la matière organisée, et, qu'en conséquence, il faut
chercher la cause de tous les phénomènes morbides dans la forme et la composition chimique ou,
en d'autres termes, dans le mode de nutrition de
cette même matière. Pour fortifier cette proposition, nous allons nous prévaloir de l'opinion du
célèbre Reil qui a insisté sur ce point plus qu'aucun autre médecin. Mais, comme l'article dans
lequel cette opinion se trouve développée, nous
paraît à la fois intéressant et conforme à nos propres opinions, nous le reproduirons, sinon en en-
tier, du moins par fragment.

« La nature particulière de la matière, dit Reil,
de laquelle est composé l'organisme animal, renferme la principale cause des phénomènes parti-
culiers de cet organisme, et la force vitale que

nous considérons comme la cause de ces phénomènes, que nous ajoutons en quelque sorte à la
matière organique, n'est autre chose que cette
matière elle-même. En effet, la plupart des phénomènes organiques peuvent être expliqués par
les propriétés générales de la matière, et, par
conséquent, il n'est nullement nécessaire de recourir à aucune force vitale, à moins que l'on ne
veuille se servir de ce mot pour exprimer, d'une
manière abrégée, l'ensemble des propriétés générales de la matière organisée. Cette proposition est
de la plus haute importance pour l'art de guérir ;
car si la force vitale que l'on considère générale-
ment comme une condition indispensable à la
manifestation des phénomènes du corps animal,
n'est qu'une hypothèse, on doit se hâter de ren-
verser les autels de cette fausse divinité, et d'élever
sur leurs ruines un édifice plus durable. Si la
combinaison et la forme de l'organisme animal
sont la cause de tous les phénomènes manifestés
par lui, nous sommes en état d'asseoir la médecine
sur un terrain solide, et d'agrandir son domaine
par des observations et des recherches utiles. A la
vérité, la chimie organique n'est point encore
assez avancée pour nous guider dans l'étude des
êtres organisés ; mais, je le demande, qu'était l'a-
natomie dans son enfance, et qu'est-elle actuelle-
ment ?

» Tout ce que nos sens peuvent apercevoir dans

un œuf n'est autre chose que de la matière animale, et tout ce que nous y admettons de plus n'est qu'un fantôme. Cette matière animale a la propriété de se conserver pendant quelque temps. Lorsqu'on l'expose à la température de l'eau bouillante ou que l'on la traite avec de l'alcohol, elle se coagule et devient dure ; tandis que si l'on la soumet à un degré de chaleur convenable, elle se transforme en un poussin, c'est-à-dire, en intestins, en muscles, en cerveau et en plumes. Pour que l'œuf puisse se former, et pour que cet œuf puisse se transformer en un animal, certaines conditions sont nécessaires, et toutes les fois que ces conditions existent, le même effet a lieu ; d'un autre côté, toutes les fois que ces conditions n'existent pas, l'effet n'a pas lieu : par conséquent, toute action chimique, même la plus simple, dépend de certaines conditions ; mais ces conditions sont l'ouvrage de la nature, et il nous est tout aussi impossible de composer un animal, que de refaire d'un poussin un œuf.

» La matière, dit-on, est insuffisante pour expliquer l'harmonie qui existe entre la forme des organes et le but qu'ils sont destinés à remplir ; mais la matière suffit-elle pour expliquer la régularité des cristaux par exemple ? Doit-on nier tout ce qui paraît incompréhensible ? Chaque organe agit d'une manière conforme à la nature de sa substance : les os agissent comme des os, les nerfs comme des nerfs, les muscles comme des muscles. La matière d'un poisson diffère de celle d'un oiseau, et celle d'un oiseau n'est pas la même que celle d'un mammifère. Cependant, ces différences ne se décèlent que sur la langue qui, très-vraisemblablement, goûte la matière et non les diverses forces vitales. D'ailleurs, cette différence de la matière animale est tout-à-fait en harmonie avec celle des phénomènes manifestés par les différens animaux pendant la vie.

» A quoi sert le sang ? Pourquoi la perte de ce fluide entraîne-t-elle la perte de la vie ? Comment l'homme se développe-t-il, comment s'entretient-il ? Il lui faut du pain, s'il veut agir ; il faut qu'il emprunte à des racines et à la chair animale leurs principes nutritifs, s'il veut combattre comme un Turenne, ou penser comme un Leibnitz (1).

» Pourquoi ce changement continuel de la matière animale, même dans les organes les plus compactes tels que les os ? C'est la végétation des animaux qui produit, conserve et renouvelle la matière animale. C'est la végétation qui, en entretenant cette dernière, devient le principe générateur, la

---

(1) Il est presque inutile de faire observer qu'il n'est nullement question ici de l'âme immortelle ; de cette inspiration divine qui règle nos idées et nos sentimens, soit à l'égard du premier Être, soit par rapport à notre prochain, et qui, dégagée de son enveloppe périssable, retourne au sein du Père éternel.   (MARTINI.)

force conservatrice des propriétés dont jouit cette matière. C'est par un changement continuel des parties élémentaires des organes qu'ils végètent et agissent simultanément. C'est par ce même changement que les organes se conservent dans leur intégrité, et qu'ils résistent à la putréfaction. Quoique décomposée sans cesse comme la matière animale morte, la matière animale vivante n'est point détruite comme celle-ci, parce qu'elle est réparée continuellement dans la même qualité. Ce changement perpétuel de la matière est suivi nécessairement d'un changement continuel des phénomènes, et toute la vie d'un animal n'est autre chose qu'une alternative non interrompue de phénomènes. Les propriétés d'un animal sont en raison de la quantité et de la qualité de sa matière. La première goutte du fluide qui donne à l'animal son existence, ne jouit d'aucune force autre que d'une force végétative, et au fur et à mesure que cette première goutte augmente en masse, et que les organes qui en naissent se développent, les propriétés de l'animal se manifestent et se fortifient. Cette végétation peut être troublée par un stimulus quelconque, et ce trouble peut occasionner une irrégularité dans l'action des organes. Le trouble de la végétation peut altérer les organes à un plus haut degré, et y produire une désorganisation ; c'est ainsi, par exemple, que dans une cardialgie, l'irritabilité n'est d'abord augmentée que par une altération inapercevable des tissus. Cette altération entraîne un accroissement d'acti- vité, qui détermine un afflux plus considérable du sang ; d'où résulte en suite une résorption plus grande ou une déposition plus abondante, soit dans le tissu cellulaire, soit dans les glandes. Ces changemens sont suivis à leur tour d'un chan- gement du mode d'attraction des organes (1) qui, par ce moyen, sont devenus d'autres noyaux ; et si nous voyons survenir dans les organes, des ul- cères, des indurations, des squirrhes, des cancers etc. , le développement de ces maladies ne peut avoir lieu qu'à la suite de tels changemens.

« Il existe pour la matière de chaque organe par- ticulier une certaine qualité, une certaine manière d'être, que nous appelons son état sain. A la vérité, nous n'avons pas une connaissance exacte de cet état, parce qu'il nous est impossible d'indiquer, à la

---

(1) Ce qui forme l'arme vivante et invisible de ces habi- tans de l'eau (des gymnotes) ; ce qui , développé par le contact de parties humides et hétérogènes, circule dans les organes des animaux et des plantes ; ce qui dans les orages embrâse la voûte du ciel ; ce qui lie le fer au fer, et détermine la marche tranquille et rétrograde de l'aiguille aimantée, découle d'une même source, comme les cou- leurs variées du rayon réfracté : tout se réunit dans une force unique et éternelle qui anime la nature, et règle les mouvemens des corps célestes. (*Tableaux de la Nature , par Alexandre de Humboldt.*) MARTINI.

simple inspection d'un organe, la proportion de ses principes médiats et immédiats. Cependant, nous pouvons le reconnaître jusqu'à un certain point par les caractères physiques des organes, c'est-à-dire, par leur forme, leur volume, leur texture, leur consistance, leur couleur, leur odeur et leur saveur. C'est à l'aide de ces caractères que nous distinguons la chair d'un animal récemment tué, de celle d'un animal mort à la suite de certaines maladies. Ces caractères nous apprennent en même temps, que l'état des organes appelé sain, est non-seulement l'état le plus fréquent, mais encore celui auquel se rattachent la santé la plus parfaite et l'action la plus régulière des organes. Cet état normal qui, quoiqu'il n'existe dans la nature qu'individuellement, se ressemble plus ou moins chez tous les individus sains, forme le type de la santé, et tous les changemens reconnus dans cet état par les caractères indiqués, sont des maladies qui, quelque nombreuses qu'elles soient, peuvent être ramenées à deux grandes classes, dont l'une comprend les maladies de composition ou de texture, l'autre les maladies de forme. Dans la première, on doit ranger toutes les altérations qui proviennent, soit d'une diminution ou d'un accroissement de la masse, soit d'une addition de principes hétérogènes. Dans la seconde, on peut placer toutes les anomalies qu'offrent les organes, non-seulement sous le rapport de la configuration et du contour, mais encore sous celui de la grandeur, du nombre, de la symétrie, de leur rapport mutuel, et de la place qu'ils doivent occuper dans un individu. Toutes ces circonstances, quoique purement matérielles, sont de la plus haute importance pour l'économie animale; et si la nature d'un grand nombre de maladies nous est restée inconnue, c'est parce qu'on n'a pas donné à ces conditions matérielles toute l'attention qu'elles méritent. A la vérité, il est des maladies où le corps semble dépourvu, sinon de toute espèce de flaccidité et de d'amaigrissement, du moins de désorganisation grossière. Mais, peut-on admettre en pareil cas qu'il n'existe aucune altération autre que celle que nos sens peuvent apercevoir? Ne doit-on pas supposer plutôt que la matière animale peut avoir subi diverses altérations dont il nous est d'autant plus difficile de constater la présence, que, pour la reconnaître, nous ne pouvons pas toujours nous servir de tous nos sens? Qui peut distinguer une huile rance d'une huile fraîche, autrement que par le goût? Qui peut reconnaître les altérations survenues dans la chair d'un animal, quelques jours après qu'il a été tué? Cependant ces altérations existent, et tout le monde les désigne sous le nom de mortification. — Tels sont les argumens que nous avons cru devoir emprunter à l'illustre Reil, pour prouver que tous les phénomènes morbides de l'organisme animal se rattachent à la nature même de cet organisme,

et que , par conséquent , on doit chercher la cause
de toutes les maladies dans les altérations survenues
dans le mode de nutrition de la matière animale.
Mais ces altérations proviennent-elles toujours d'un
travail inflammatoire ? Et peut-on admettre une
telle origine dans les aliénations mentales ?

Depuis assez long-temps , l'on convient que les
maladies du tissu cellulaire, celles des os, des car-
tilages, des glandes , du tissu fibreux et du système
épidermoïde, sont primitivement des effets d'une
inflammation survenue dans ces différens tissus. Il
n'en est pas de même des maladies qui affectent
principalement le tissu musculaire et le tissu nerveux. L'inflammation des muscles , dit-on , est encore douteuse , et celle des nerfs est fort rare. Cependant l'anatomie pathologique fait voir que lorsque ces maladies ont pris le caractère chronique ,
on y découvre des traces d'un état inflammatoire
comme dans les maladies de tous les autres tissus.
C'est ainsi, par exemple, que dans les rhumatismes
chroniques , on trouve les gaînes des tendons et des
fibres musculaires remplies d'un épanchement gé-
latineux. Il en est de même des névralgies chroniques, où la substance nerveuse, après avoir été dé-
pouillée de son névrilème par l'emploi de quelque
acide, présente tous les signes d'une inflammation
caractérisée. Ces signes d'une inflammation, soit
actuelle, soit préexistante, sont très-prononcés dans
les diverses substances nerveuses centrales, où il

n'est point rare de trouver, soit des engorgemens sanguins ou des collections séreuses et purulentes, soit de l'atrophie et de la gangrène. Du reste, la nature a voulu que le tissu nerveux, quoiqué affecté à des fonctions infiniment plus variées et plus nobles que celles d'aucun autre tissu, fût astreint au même mode de nutrition, aux mêmes changemens morbides, auxquels sont astreints tous les autres tissus; et il est tout aussi inconséquent d'admettre, lors d'une affection nerveuse, des lésions purement vitales ou de simples dérangemens fonctionnels, que d'admettre des effets sans cause.

Ce que nous venons de dire à l'égard des maladies nerveuses en général, s'applique également aux aliénations mentales. En effet, il est dans l'ordre de la nature que ce qui a lieu à la suite de l'action d'une cause physique, ait lieu aussi à la suite de l'action d'une cause morale. Or, nous voyons qu'une irritation mécanique par exemple, produit une turgescence dans les vaisseaux capillaires de l'organe irrité; que la turgescence ainsi produite, sollicite l'action des organes voisins qui, lors de cette action, rassemblent toutes leurs forces pour les diriger vers la partie devenue le foyer d'irritation, et que, si les efforts de la nature demeurent insuffisans pour rétablir le libre exercice de la circulation, il se développe une inflammation qui, suivant l'intensité de

sa cause déterminante et l'importance de l'organe
enflammé, entraîne des accidens plus ou moins
graves, plus ou moins funestes. La même chose
a lieu à la suite d'une irritation mentale qui,
comme la première, détermine un engorgement
sanguin dans les vaisseaux cérébraux. C'est ainsi
qu'une contention d'esprit uniforme et trop long-
temps prolongée fait refluer le sang en plus ou
moins grande abondance vers le cerveau, et y produit un état de turgescence et d'orgasme qui, si
l'irritation persiste, peut donner naissance soit
à une migraine, soit à une céphalalgie proprement dite. C'est encore ainsi que les passions éner-
giques, comme toutes les impressions qui agissent
fortement sur le moral, sur-irritent l'encéphale et
y occasionnent un état inflammatoire qui peut
occasionner à son tour, soit une encéphalite partielle, soit une encéphalite générale. Cet état inflammatoire, quoique purement accidentel, peut
se transmettre et produire les mêmes maladies
dans les générations futures. C'est de cette manière que l'on peut concevoir pourquoi les enfans d'un père ivrogne sont plus sujets à l'aliénation mentale que ceux de parens sobres ; pourquoi les frayeurs éprouvées pendant la grossesse
disposent les enfans, soit à la folie, soit à toute
autre affection cérébrale.

Ce qui vient encore à l'appui de l'assertion que
la folie provient d'une irritation inflammatoire du

2

cerveau, c'est qu'elle attaque presque exclusive-
ment les sujets à la fleur de l'âge, c'est-à-dire
lorsque les organes cérébraux ont acquis le plus
haut degré de développement, et que les passions
se manifestent dans toute leur énergie. Or, c'est
précisément à cet âge que l'homme est le plus
propre, non-seulement à contracter des maladies
inflammatoires, mais encore à supporter les altérations organiques qu'elles entraînent. Chez les
enfans, au contraire, chez lesquels la moindre
inflammation cérébrale détermine des convulsions
et met la vie en danger, l'aliénation mentale ne
s'observe que très-rarement. Il en est de même
des vieillards chez lesquels l'affaissement des organes cérébraux et la débilité du corps en général,
disposent beaucoup plus à un état de démence
sénile, qu'à aucune autre affection cérébrale.

Enfin, les lésions organiques offertes par la plupart des aliénés après la mort, sont encore une
preuve irréfragable que la folie dérive d'un état inflammatoire du cerveau. En effet, les nombreuses
altérations du crâne, les ossifications des méninges,
l'injection, l'épaississement et l'infiltration de la
pie-mère, le ramollissement de la substance cérébrale, la rougeur de la substance grise, les mar-
brures violacées de la substance blanche, les adhé-
rences, les collections séreuses et purulentes dans
les ventricules, etc., etc., sont autant de traces
d'une irritation inflammatoire préexistante, qu'il

semble presqu'inutile d'insister davantage sur la nature de cette maladie.

Quant à la folie occasionnée par des causes sympathiques , nous nous bornerons à dire que le cerveau peut être affecté médiatement comme l'organe de la vue , et que dans l'un et l'autre cas, l'irritation inflammatoire peut subsister, sans qu'il en résulte aucun danger pour la vie de l'individu.

Il suit de tout ce qui précède , que l'aliénation mentale est au cerveau, ce que l'ophthalmie est aux yeux , et que l'une et l'autre sont d'une nature inflammatoire.

III. *Caractères propres et différentiels de la Folie.* — Il est des maladies qui offrent quelques traits de ressemblance avec la folie , en ce qu'elles entraînent , comme celle-ci, l'irrésistibilité des actions. Ces maladies sont l'imbécillité , la démence, l'hydrophobie, et, en général , toutes les maladies aiguës , lesquelles sont accompagnées de délire.

L'imbécillité est tantôt native, tantôt acquise ou accidentelle ; la première se rattache à un développement imparfait du cerveau , la seconde provient , soit de quelque lésion mécanique de la tête, soit de quelque maladie inflammatoire de l'encéphale. Dans l'un et l'autre cas, l'imbécillité est tantôt générale, tantôt partielle; cependant, quel que soit son degré, elle est toujours caractérisée par un manque d'idées, un défaut de combinaison et une faiblesse de l'entendement. L'imbécille n'a

presque point d'idées, tandis que le fou les a dé-
réglées et extravagantes; le premier agit par un
défaut de discernement, le second par un raison-
nement fondé sur de faux principes.

La démence, qui n'est autre chose qu'une mo-
dification de l'imbécillité acquise, provient d'un
épuisement des organes cérébraux. Cette infirmité
est tantôt l'apanage de la vieillesse, et tantôt l'issue
de l'aliénation mentale. Cependant elle peut ré-
sulter également de l'abus extrême des plaisirs
sensuels, et surtout de la masturbation, ainsi que
de l'usage immodéré des liqueurs alcooliques.
Elle est caractérisée d'ordinaire par un affaiblis-
sement plus ou moins total de la mémoire et du
jugement, par une incapacité presque complète
d'associer les idées, et par une alternative non
interrompue de sensations isolées et de loquacité
puérile.

L'hydrophobie, quoique peu analogue à la folie
sous le rapport de son mode de développement,
offre néanmoins avec elle quelques traits de simi-
litude, en ce que l'hydrophobe, dans ses accès de
rage, est souvent dominé par une envie de mordre
et de faire couler le sang. Cependant, l'horreur des
liquides, la difficulté de la déglutition, le sentiment de constriction à la gorge, et plusieurs autres
symptômes propres à la rage, suffisent au prati-
cien expérimenté pour reconnaître sur-le-champ
la différence qui sépare cette maladie de la folie
proprement dite.

Quant aux autres maladies aiguës, lesquelles sont accompagnées de délire, il nous suffira de faire observer qu'il n'existe pas de différence essentielle entre le délire qui se manifeste dans ces maladies, et celui qui caractérise la folie, puisque l'un et l'autre prennent leur source dans un état inflammatoire du cerveau. Cependant, il importe de ne pas confondre ces deux sortes de délire, et voici les signes sur lesquels est fondée cette distinction.

1.° Le délire des maladies aiguës est toujours accompagné d'une série d'autres symptômes graves, au lieu que celui de la folie existe le plus souvent seul, ou du moins sans aucun trouble notable dans les fonctions de la vie végétative.

2.° Le délire des maladies aiguës est toujours passager, et ses rémissions sont peu sensibles ou mêmes nulles; tandis que celui qui forme le principal caractère de la folie, est ordinairement de longue durée, et ses rémissions sont fortement prononcées.

3°. Enfin, lorsqu'on ouvre les individus morts d'un maladie aiguë et accompagnée de délire, on trouve constamment ou presque constamment, outre les altérations survenues dans le cerveau, encore d'autres lésions organiques plus ou moins marquées, soit dans les viscères de l'abdomen, soit dans ceux du thorax ; au lieu que dans les ouvertures de cadavres faites à la suite d'une aliénation mentale sans complication, les principales altérations organiques se remarquent dans le cerveau.

IV. *Causes de la Folie.* — Les causes de la folie ont été divisées tantôt en physiques et en morales, tantôt en idiopathiques et en sympathiques. Mais comme il est très-difficile de tracer une ligne de démarcation exacte entre le physique et le moral de l'homme, entre ce qui est idiopathique et ce qui est sympathique, nous nous contenterons d'indiquer les principales de ces causes, sans nous attacher rigoureusement à aucune de ces divisions. Ces causes sont l'hérédité, le développement fortement prononcé de certaines parties cérébrales, l'irritabilité excessive du système nerveux en général, et du cerveau en particulier, les lésions mécaniques de la tête, les affections hystériques, hypochondriaques et spasmodiques, l'encéphalite aiguë, l'apoplexie, l'insolation, le froid excessif, les irrégularités et les excès dans la manière de vivre, la présence de corps irritans, soit dans les premières voies, soit dans la tête, la répercussion et les métastases des maladies fébriles et éruptives, la suppression des évacuations habituelles et périodiques, le passage subit d'une vie active à une vie oisive *et vice versâ;* enfin, les passions et les affections proprement dites.

L'hérédité ou, en d'autres termes, la transmission héréditaire de la folie, se fonde sur la propriété qu'a l'organisme de transmettre à la génération future les changemens qui lui ont été imprimés pendant la vie par une influence quelconque. Cette propriété ou plutôt cette loi dont la connaissance forme la base de toute éducation comme de toute hygiène, renferme la principale cause de la folie, puisque c'est en vertu de cette loi que l'aliénation mentale se perpétue de père en fils, de génération en génération. Cependant, quoique l'hérédité de cette maladie ait été reconnue en tous lieux et dans plusieurs générations successives, il ne s'ensuit nullement que tous les sujets nés de parens aliénés doivent être atteints de folie ; au contraire, il est des cas où la nature fait exception à sa marche accoutumée ; et de même que des enfans nés de parens sains peuvent devenir aliénés , de même des individus nés avec une disposition héréditaire à la folie, peuvent échapper à cette maladie.

Le développement très-prononcé de certaines parties cérébrales dispose à la folie, en ce qu'il est accompagné d'ordinaire d'une activité très-énergique de ces mêmes parties, et que cette trop grande activité est suivie très-souvent d'un bouleversement plus ou moins complet des fonctions cérébrales. Il en est de même de toutes les autres causes physiques qui, en agissant sur le cerveau, soit directement, soit indirectement, deviennent la source d'une irritation inflammatoire, laquelle donne naissance à tous les symptômes de l'aliénation. Les causes qui, après l'hérédité, concourent le plus puissamment à la production de l'aliénation mentale, prennent leur source dans les passions et les différentes affections morales. En effet , tout le monde connaît l'influence funeste qu'exercent les passions sur la santé et le repos de l'individu, quand elles ne sont pas contrebalancées par une raison saine et éclairée. « Les passions, dit Voltaire, sont les vents qui enflent les voiles du vaisseau ; elles le submergent quelquefois ; mais sans elles, il ne peut voguer. Tout est nécessaire ici-bas, et tout est dangereux. »

« Les passions, dit Caraccioli, ont fait la matière d'une multitude de livres, et le sujet de disputes interminables, tant parmi les anciens que parmi les modernes. Chacun s'est étudié à les définir, au lieu de travailler à les modifier ou à les dompter. On a ignoré que les passions sont nécessaires. Les uns, en conséquence, ont essayé de les déraciner, et les autres n'ont pas su qu'il y a moyen de les tempérer ; mais l'âme qui s'exalte, tient le milieu, et parce qu'elle sent le besoin qu'elle a des passions, et parce qu'elle connaît la possibilité de les réduire. Il ne s'agit que d'ôter le plus ou le moins ; car, si, par exemple, la peur qui nous rend pusillanimes, vient à diminuer, elle se change en prudence ; et si l'ambition , que la sagesse condamne, baisse de quelques degrés , elle devient émulation. Les passions sont aussi utiles, lorsqu'on les modifie, qu'elles sont pernicieuses quand on les laisse dans toute leur fermentation. »

C'est ici le lieu de nous arrêter un moment pour payer un juste tribut d'admiration à MM. Gall et

Spurzheim, dont les recherches ont répandu un si grand jour sur l'origine des passions humaines et des facultés affectives et intellectuelles en général. En effet, ce sont eux qui, en étudiant l'homme d'après les vues le plus éminemment philosophiques, ont fait ressortir les rapports qui existent entre son organisation et ses plus nobles attributs. Dégagés des rêveries d'une philosophie purement spéculative, et ne s'appuyant que sur l'observation et l'expérience, ces savans sont parvenus à interroger la nature humaine sur ses secrets les plus cachés, et à se mettre, pour ainsi dire, en présence de ses opérations les plus mystérieuses. La postérité, juge impartial des choses et des hommes, citera ces recherches comme un essor de l'esprit humain propre à confondre l'imagination; car, il faut convenir, malgré l'opinion de la plupart des auteurs de nos jours, que ce n'est que par ces recherches que nous connaissons toute l'importance attachée à l'étude de la structure et des fonctions du cerveau ; que nous pouvons concevoir comment une faculté fondamentale peut être dérangée, tandis que les autres subsistent dans toute leur intégrité; en un mot, que nous sommes arrivés à des notions, tant soit peu exactes, sur la science de l'homme moral, qui désormais ne sera plus isolée de la science de l'homme physique.

Les passions diffèrent des affections, en ce que les premières ne sont autre chose qu'un haut degré d'activité, lequel est commun à toutes les facultés fondamentales; au lieu que les secondes consistent plus particulièrement dans une certaine impression qui ne porte que sur les facultés affectives. La passion est une inclination très-énergique; l'affection, au contraire, n'est qu'une agitation, qu'un ébranlement plus ou moins durable. L'amour, l'ambition, etc., forment des passions; l'affliction, la joie, etc., constituent des affections. Cependant, quelque sensible que puisse être la différence entre la passion et l'affection, leur principal effet est le même, puisque l'une et l'autre tendent à offusquer la raison et à nous dérober la connaissance de nous-mêmes. Il en est absolument de même de l'action exercée par une passion ou affection expansive, et de l'action déterminée par une passion ou affection débilitante. En effet, que l'agitation soit suivie d'un épanouissement ou d'une contraction des vaisseaux capillaires, il en résulte toujours un trouble plus ou moins manifesté dans le mouvement circulatoire; et si nous voyons que l'irritation produite par le chagrin, la crainte, etc., est moins brusque que celle dont est suivie une joie très-vive ou une irascibilité extrême, c'est parce que l'action de ces premiers est infiniment plus lente.

Les passions et les affections qui concourent le plus fréquemment au développement de la folie, sont l'amour, l'ambition, le fanatisme, tant religieux que politique, la jalousie, la colère, la crainte, l'anxiété, l'affliction et les chagrins de toute espèce.

L'amour est un sentiment si exclusif, et qui anéantit tellement les autres, qu'il exige naturellement un retour semblable de la part de son objet : voilà pourquoi il produit la jalousie, qui n'est autre chose que la crainte d'être troublé dans la possession de ce qu'on aime. L'amour est un sentiment doux et, en même temps, terrible par les malheurs dont il est souvent la source (1).

L'ambition est une faim excessive d'honneur et de gloire. Elle est d'autant plus naturelle et plus séduisante que, sous bien des points de vue, elle ressemble à une vertu. Elle se sacrifie toutes les autres passions, même l'amour. *Alexandre*, *Scipion*, *Pompée* regardaient à peine les plus belles femmes que le sort des armes mettait en leur pouvoir ; *César* lui-même ne donna jamais au plaisir une heure qu'il put employer à son élévation. L'ambition l'emportera toujours sur l'amour : elle est toute spirituelle. L'amour tient aux sens ; il y a plusieurs remèdes pour l'affaiblir, et même pour l'éteindre ; mais l'ambition n'est pas capable de satiété ; elle s'augmente par la jouissance, et ne s'éteint jamais (2).

---

(1) D'Alembert.
(2) Analyse raisonnée de la Sagesse, de Charron.

Le fanatisme prend sa source dans une imagination échauffée, jointe à l'ignorance et à la superstition. C'est l'effet d'une fausse conscience qui abuse des choses sacrées et qui asservit la religion ou la patrie aux caprices et aux dérèglemens des passions. Un de ses plus terribles effets, c'est qu'il ôte les remords du crime, et met l'homme hors d'état de recourir à la raison et au repentir.

La jalousie en amour, est la disposition ombrageuse d'une personne qui aime et qui craint que l'objet aimé ne fasse part de son cœur, de ses sentimens, et de tout ce qu'elle prétend lui être réservé ; s'alarme de ses moindres démarches; voit dans ses actions les plus indifférentes, des indices certains du malheur qu'elle redoute; vit en soupçons, et fait vivre un autre dans la contrainte et le tourment.

Cette passion cruelle et petite marque la défiance de son propre mérite, est un aveu de la supériorité d'un rival, et hâte communément le mal qu'elle appréhende.

Peu d'hommes et peu de femmes sont exempts de la jalousie; les amans délicats craignent de l'avouer, et les époux en rougissent. C'est surtout la folie des vieillards, qui avouent leur insuffisance; et celle des habitans des climats chauds, qui connaissent le tempérament ardent de leurs femmes (1).

____

(1) Diderot.

La colère est un des principaux obstacles à la tranquillité de la vie et à la santé du corps : elle offusque le jugement, et aveugle la raison ; elle fait perdre quelquefois, dans un moment, des amis qu'on a employé des années entières à acquérir : elle découvre bien souvent les pensées secrètes du cœur, et plus qu'on n'eût voulu.

Il n'y a point de personnes qui s'abandonnent sitôt, ni si aveuglément au courroux que les faibles de corps et d'esprit. Une femme, un enfant, un ignorant, un malade, un vieillard, s'irritent avec tant de facilité, qu'un rien les met hors d'eux-mêmes.

Quand *Socrate* était en colère, c'était alors qu'il parlait et plus rarement et plus doucement : on voyait bien qu'il était ému ; mais on voyait aussi qu'il se rendait maître de sa passion (1).

La crainte est, en général, un mouvement inquiet, occasionné en nous par la vue d'un mal à venir. Celle qui naît par amour de notre conservation, de l'idée d'un danger, ou d'un péril prochain, est ce que l'on appelle peur.

Ainsi, la crainte est cette agitation, cette inquiétude que nous éprouvons lorsque nous pensons à un mal futur quelconque, qui peut nous arriver ; c'est une émotion désagréable, triste, amère, qui nous porte à croire que nous n'obtiendrons pas un bien

---

(1) Plutarque.

que nous désirons, et qui nous fait redouter un
accident, un mal qui nous menace, et même un
mal qui ne nous menace pas ; car il règne ici souvent un délire. Un état si fâcheux affecte ser-
vilement, à quelques égards, plus ou moins tous
les hommes, et produit la cruauté dans les ty-
rans (1).

L'anxiété, qui est au moral ce que l'angoisse
est au physique, diffère de la crainte en ce qu'elle
est causée par un danger plus imminent et plus
réel que celui qu'appréhende la crainte qui, très-
souvent, n'est fondée que sur un mal imaginaire.

L'affliction est au chagrin ce que l'habitude est
à l'acte. La mort d'un père nous afflige, la perte
d'un procès nous donne du chagrin, le malheur
d'une personne de connaissance nous fait de la
peine. L'affliction abat ; le chagrin donne de l'hu-
meur ; la peine attriste pour un moment.

L'affliction est un état de tristesse et d'abatte-
ment où nous jette un grand accident, et dans lequel le souvenir de cet accident nous entretient.
Les affligés ont besoin d'amis qui les consolent
en s'affligeant avec eux ; les personnes chagrines,
de personnes gaies qui leur donnent des distrac-
tions, et celles qui ont une peine, d'une occupation quelle qu'elle soit, qui détourne leurs yeux
de ce qui les attriste, sur un autre objet. (2).

___

(1) L'auteur des Trois siècles de la Littérature.
(2) Diderot.

A toutes ces causes morales dont l'influence sur
le développement de la folie est si puissante, que
certains auteurs n'ont pas hésité à les regarder
comme étant les causes uniques de cette maladie,
il faut en ajouter encore quelques autres, qui se
rattachent plus particulièrement à l'exercice immodéré des facultés intellectuelles. En effet, tout
le monde sait que les veilles prolongées, les études
non interrompues, et, en général, toute occupation trop intense ou exclusive de l'esprit, dimi-
nue l'empire de la volonté et dispose à la folie.
C'est pourquoi nous voyons que les ecclésiastiques,
les poëtes, les peintres, les sculpteurs, les músi-
ciens, etc., sont plus souvent atteints de cette
maladie, que ne le sont les naturalistes, les phy-
siciens, les chimistes, les géomètres, en un mot,
que tous ceux dont les occupations offrent à-la-fois
plus de variété et plus d'exercice du corps.

Traitement de la Folie. — On peut dire que ce
n'est guère que depuis le commencement du dix-
neuvième siècle que le traitement des aliénés se
trouve placé aux rang des autres traitemens curatifs. Grâce au génie observateur et à l'humanité
de M. Pinel qui le premier sût ramener ce traitement à des principes déduits d'une expérience
éclairée; en effet, c'est depuis l'heureuse impulsion
donnée par cet illustre savant, qu'une méthode
de traitement raisonnée a succédé à un grossier
empirisme, et qu'une surveillance paternelle a pris

la place du régime barbare auquel la superstition et l'ignorance avaient condamné les infortunés aliénés. Cette nouvelle méthode de traitement , fondée uniquement sur l'observation et les droits sacrés de l'humanité , a été adoptée par le célèbre Esquirol qui depuis l'a perfectionnée et enrichie d'une masse imposante de faits et de résultats heureux. On peut même soutenir, sans crainte d'être contredit, que c'est dans la capitale de cette belle France que se sont formés les médecins distingués qui , dans les différens pays étrangers , dirigent les établissemens destinés au séjour des plus malheureux des hommes.

Le traitement des aliénés se divise naturellement en deux parties distinctes ; celle du régime et celle du traitement médical ou pharmaceutique. La première comprend les dispositions locales, la nourriture, la propreté, la distribution des aliénés d'après le caractère de la folie, l'occupation, et enfin la surveillance ou la police intérieure. La seconde consiste uniquement dans l'application raisonnée et méthodique des remèdes , tant internes qu'externes.

Les dispositions locales , la nourriture et les moyens de propreté sont réglés par les préceptes de l'art diététique , ainsi que par ceux d'une saine thérapeutique.

La distribution des aliénés consiste à ne point

confondre les furieux avec les mélancoliques, les curables avec les incurables; en un mot, à faire dans les hospices d'aliénés ce que l'on fait dans les autres hospices, où l'on a soin d'assigner une salle particulière aux galeux et une autre aux vénériens, etc.

L'occupation des fous est utile en ce qu'elle change la marche des idées, et qu'elle chasse l'ennui et la tristesse. L'homme, dans l'état d'aliénation comme dans l'état de santé, renferme en lui un principe actif qui le dispose au travail. Dès que cette activité n'a point d'objet réel, l'esprit se replie en lui-même; il se trouble; il s'agite; et de là naissent l'ennui, les inquiétudes, les appétits bizarres et désordonnés, et l'habitude du vice. L'occupation convient surtout aux convalescens, qui très-souvent éprouvent une rechute, uniquement parce qu'ils sont condamnés à l'oisiveté.

La surveillance ou la police intérieure des hospices d'aliénés, doit être fondée sur les mêmes principes sur lesquels repose l'art de gouverner les enfans. C'est pourquoi, il faut que la personne chargée de la police d'un tel établissement se fasse respecter avant tout; qu'elle montre une opposition ferme et invariable aux idées dominantes et à l'obstination inflexible des fous. Une détermination courageuse et imposante, mais exempte de tout outrage et de toute aigreur, voilà la base d'une bonne police intérieure de tout établissement de ce genre. Par conséquent, ce n'est qu'à la dernière extrémité que l'on doit recourir, soit à la reclūsion, soit au gilet de force ou à tout autre moyen de répression.

Le traitement médical varie suivant la nature particulière de la cause occasionnelle de la folie, suivant la constitution individuelle du malade, et les divers degrés de durée de la maladie.

Quoique la cause immédiate ou prochaine de la folie consiste dans une irritation inflammatoire du cerveau, ce serait tomber dans une dangereuse erreur que de vouloir combattre cette maladie uniquement par les moyens antiphlogistiques. Au contraire, la saignée n'est utile que dans le commencement, et, pour ainsi dire, au moment même de l'invasion. Dans une période plus avancée, et surtout lorsque la maladie a pris le caractère chronique, ce moyen perd de son efficacité et, dans beaucoup de cas, il devient même nuisible.

Voici quelques règles générales à suivre dans le traitement de la folie.

Il faut étudier soigneusement la cause éloignée ou primitive de la maladie, et, après l'avoir reconnúe, chercher à la détruire ou du moins à l'affaiblir.

Il faut isoler le malade de ses parens, l'entourer d'un autre monde, et lui ôter tous les moyens propres à alimenter l'objet de son délire.

Il faut remédier aux congestions cérébrales, soit

par la saignée, soit par l'emploi extérieur de l'eau froide.

Enfin, il est de la plus haute importance d'avoir égard aux corps irritans qui pourraient exister dans les premières voies, et, en général, il est nécessaire de tenir le ventre libre et d'entretenir la transpiration cutanée.

Un mot sur la réalité de l'état d'aliénation en matière criminelle. — Comme l'espace qui nous est concédé ne nous permet pas de donner à cette question importante tout le développement dont elle est susceptible, nous nous bornerons à faire observer que, dans toute affaire criminelle, le médecin légiste doit chercher les signes de l'aliénation, non dans le crime même, mais hors de cette action. En effet, comme le caractère distinctif de la folie consiste dans l'aveuglement de la raison, il s'ensuit que l'homme ayant commis une action criminelle à la suite d'un accès de folie, loin de désavouer son crime, s'en glorifie comme d'une action héroïque. A la vérité, il peut se faire que la première manifestation de la folie consiste dans une action que la loi qualifie de crime; mais il faut avouer que ces cas sont rares, et, lorsqu'ils existent, la réalité de cet état mental est facile à constater.

FIN.